L'ART

DE

VIVRE EN BONNE SANTÉ SANS MÉDECIN

OU PRÉCEPTES

DE PRÉSERVATION ET DE GUÉRISON

DES

AFFECTIONS GASTRO-INTESTINALES

ADRESSÉS AUX GENS DU MONDE

PAR LE DOCTEUR

C. CROMMELINCK

Lauréat de l'Université Royale de Pavie ; Officier de l'Ordre équestre de San Marino ;
Chevalier de l'Ordre du Mérite de la Branche-Ernestine de Saxe ;
du Mérite civil de San Marino, etc., etc.

3ᵉ ÉDITION

PRIX : 1 franc.

(Envoi franco contre timbres-poste.)

PARIS

CHEZ L'AUTEUR, RUE LAFAYETTE, 83 *bis*

1868

Paris. — Imprimerie de COSSE et J. DUMAINE, rue Christine, 2.

PRÉFACE

La plupart des maladies, et tout particulièrement celles de l'*estomac*, ont leur origine dans une infraction aux lois naturelles (*physiologiques*) qui règlent le jeu du mécanisme humain.

Apprendre à connaître ces lois est, en général, très-facile. Y obéir est plus facile encore.

Toute affection devient chronique et incurable, si le malade persiste dans sa désobéissance.

Le véritable secret de l'*Art de guérir* consiste dans la parfaite observance de ce simple principe.

En conséquence, tout malade doit *apprendre à se connaître soi-même*. La chose est facile. Qu'il fasse ensuite un examen de conscience ; s'il le fait avec intelligence, il trouvera aisément le défaut de la cuirasse. Par ce seul fait, il sera déjà aux trois quarts guéri.

N. B. Ce petit écrit étant adressé aux gens du monde, il y est fait usage du langage qui leur est familier.

L'AUTEUR.

§ 1er.

Soit en produisant des souffrances incessantes, soit en provoquant une mort prématurée, les *affections gastro-intestinales* font le désespoir de la majorité de l'espèce humaine.

Les funestes conséquences de ces affections sont *apparentes* ou *cachées; prochaines* ou *éloignées.* Les secondes sont, en général, plus terribles que les premières.

Celles-ci s'appellent : *inappétence, digestions laborieuses* (dyspepsies), *migraine, douleurs lombaires, douleurs au creux de l'estomac* (gastralgies), *engorgement du foie et de la rate, fièvres intermittentes, diarrhée, constipation, flatuosités* et *vers.*

Celles-là sont : premièrement et avant toute chose la *viciation du sang* (sang humoristique), qu'on peut considérer à juste titre comme la source de toutes les autres, telles que les *hémorrhoïdes,* les *dartres,* la *gale chronique,* les *scrofules,* le *croup,* la *phthisie pulmonaire,* le *typhus,* le *choléra,* etc., etc.

Ce qui rend la *viciation du sang* tout spécialement dangereuse au delà de toute expression, c'est qu'elle peut exister sans qu'aucun signe extérieur en trahisse l'existence à quiconque n'a pas un coup d'œil très-exercé. Malheureusement sa funeste influence se fait sentir par les ravages qu'elle produit dans l'économie à la première occasion favorable qui lui est donnée, si tant est qu'elle ne la fasse point naître elle-même. Ainsi on voit des affections dont le caractère est ordinairement très-bénin, prendre tout à coup, sans rime ni raison, des proportions formidables et promptement mortelles. Un simple rhume se convertit en *phthisie pulmonaire* chez les adultes, en *croup* chez les enfants. Une gastrite légère se change en *typhus,* une contusion au sein chez la femme devient *cancer.*

La *viciation du sang* est fréquemment un triste héritage paternel ou maternel (1).

§ 2.

Toute maladie peut être tour à tour cause ou effet d'une autre maladie. Prétendre d'une façon absolue que la *cause étant enlevée, l'effet cesse,* est une erreur qui peut conduire, en Médecine, aux plus fatales consé-

---

(1) Dans ce petit travail, l'Auteur se borne à exposer purement et simplement les faits tels quels. Celui qui veut *théoriquement* connaître sa *Nouvelle Doctrine,* doit lire son grand ouvrage (en voir le titre ci-après).

quences. Dans plus d'un cas, bien que la cause ait cessé d'être, l'effet produit continue son cours.

Les affections *gastro-intestinales chroniques* conduisent fatalement à la *viciation du sang*.

La *viciation du sang primitive* peut, à son tour, déterminer un désordre dans l'appareil digestif.

Il importe de savoir distinguer l'effet de la cause; mais, en aucun cas, on ne peut se dispenser de combattre l'une et l'autre simultanément, si faire se peut, ou au moins le plus tôt possible, l'une d'abord, l'autre ensuite.

§ 3.

De la viciation du sang.

Rappelons d'abord les principes fondamentaux de la nutrition de l'homme.

Tous les aliments tant solides que liquides qu'il s'ingère, se composent de deux parties distinctes; premièrement, de parties assimilables à son organisme; secondement, de parties non assimilables. Les premières sont converties en chyle, puis en sang; les secondes deviennent matières fécales et urines, lesquelles sont expulsées au dehors. C'est le parfait équilibre entre ces deux fonctions organiques qui constitue l'état parfait de santé et de bien-être; la rupture de cet équilibre met l'homme, *ipso facto*, en état de maladie.

Il n'y a pas à sortir de ce dilemme, et on en conclut naturellement que pour que le sang soit de bonne qualité, il faut que ses ingrédients constitutifs (les aliments) le soient d'abord. La nature nous enseigne encore que des éléments étrangers, malfaisants d'emblée ou à la longue (poisons), peuvent également s'introduire d'une façon ou d'une autre dans la masse du sang et vicier celui-ci.

C'est parce qu'en ces temps modernes surtout, la science a méconnu cet éternel et immuable principe de la nature, que la Médecine est devenue en quelque sorte le jouet de la fantaisie. Les plus savants en ont fait une question de dynamique; d'autres, une étude microscopique; ceux-ci, une opération chimique; ceux-là, un rêve de lunatique.

Ce qu'il en est advenu, tout le monde le sait. Si Molière ressuscitait, il aurait plus à fustiger que jamais.

Les *causes* de la *viciation du sang* sont multiples. En voici les plus importantes :

    A. — Une mauvaise alimentation ;

    B. — L'air habituellement vicié;

C. — La suppression de l'élimination naturelle des humeurs ;

D. — Vivre habituellement dans la malpropreté ; s'adonner à des excès de tout genre; négliger les principales mesures d'hygiène ;

E. — L'usage du tabac, soit en poudre, soit en fumée;

F. — L'existence d'un grand foyer purulent ;

G. L'introduction de poisons animaux ou végétaux dans l'économie ;

H. L'usage et surtout l'abus de médicaments appartenant au règne minéral, et parmi les plus malfaisants desquels il faut placer le mercure au premier rang.

On concevra aisément que chacune de ces huit catégories comporterait une monographie si je voulais entrer en de minutieux détails. Mais tel n'est ni le but, ni la portée de cette Notice. Je vais donc me borner à passer chacune d'elles sommairement en revue.

A. — L'alimentation est le palladium de l'édifice humain. C'est une porte largement ouverte à toutes sortes de jouissances ou à toutes sortes de souffrances, et dont l'homme tient lui-même la clef.

L'homme, en effet, je l'ai déjà dit, est l'artisan quasi exclusif de ses infortunes. En ce qui concerne son alimentation, la nature a été si prodigue envers lui, qu'à voir tout ce qu'il fait pour détruire l'harmonie entre les divers agents de l'appareil digestif, et en saper les fondements pour le faire crouler sur sa base, on serait tenté de croire que l'homme est sans cesse en proie à une aberration mentale.

Trève de discours. Dans une brochure que j'ai publiée en Italie sur le gastricisme — dénomination employée en ce pays pour désigner les gastrites chroniques, je disais : « Ne devient malade ou ne reste malade de l'estomac, que celui qui, de propos délibéré, veut le devenir et le rester ensuite jusqu'à ce que mort s'ensuive. »

En effet, j'aime à le répéter, la nature a été si bonne en cette occurrence envers l'homme, qu'elle a réduit à un nombre excessivement restreint, tout en les rendant de facile exécution, les lois qui règlent les fonctions digestives. C'est toujours en suite d'une *infraction*, soit passagère, soit habituelle, à l'une ou à plusieurs d'entre elles — elles sont au nombre de *quatorze*, — que l'homme se prend d'une maladie *gastro-intestinale*, et qu'il n'en guérit point si sa désobéissance continue.

1re *loi.* — A l'effet de savoir s'il est utile ou non de manger, ne consultez que votre appétit : l'instinct naturel se trompe rarement.

Cette loi repose sur le principe de la conservation et du bien-être de l'individu. Non-seulement chaque organisme entier l'a en soi, mais chaque organe le possède en propre. En outre, il existe entre tous les organes une solidarité indissoluble. De tous à un, comme d'un à tous, il y a réciprocité d'aide et protection. Toutes les fois que l'ingestion d'aliments sera nuisible à l'économie, soyez persuadé que l'appétit aura disparu. Si l'homme mange malgré cet avertissement, l'estomac rejettera les aliments, du moins il souffrira de leur présence et les élaborera mal.

Toutes les fois, au contraire, que l'homme mange avec appétit, il mange avec plaisir et avantage pour son économie.

Regardons tout simplement faire un chien : à la moindre indisposition, il refuse de manger, quoi qu'on fasse pour le tenter ; pourquoi ne montrons-nous pas autant d'esprit que cet animal ?

2ᵉ *loi*. — Il n'est pas de guide plus sûr pour la qualité et la quantité d'aliments à prendre que notre propre expérience. Ce n'est pas de la science que fait ici en général le médecin, c'est du savoir-faire ou de la fantaisie.

3ᵉ *loi*. — Avant de pouvoir pénétrer dans l'estomac, tout aliment doit être imprégné de salive de bonne qualité. En conséquence, mangez lentement, mâchez à l'aise et bien ; ayez soin que les dents ne vous fassent pas défaut ; veillez surtout à ce qu'elles soient propres, afin qu'elles n'irritent pas les gencives et ne soient cause d'une sécrétion de salive de mauvaise qualité. Surtout ne mêlez pas constamment la salive avec des liquides malfaisants, avec le suc ou la fumée de tabac, par exemple.

Cette loi est peut-être la plus importante, et c'est celle précisément qui est en général le plus souvent méconnue. Que de gens paient cette infraction par des affections de tout genre et une mort prématurée !

4ᵉ *loi*. — Les aliments sont soumis, dans l'estomac, à l'action du suc gastrique. La quantité de boisson qu'on prend en mangeant influe beaucoup sur la quantité et la qualité de production de ce suc. Aussi, que de digestions pénibles parce qu'on boit trop ou pas assez ! En s'observant un peu, on parvient facilement à connaître sous ce rapport ses propres besoins.

5ᵉ *loi*. — L'estomac fait constamment des mouvements, dits péristaltiques, pour tourner et retourner le bol alimentaire dans sa cavité et ainsi mieux le mettre en contact avec le suc gastrique. Tout ce qui empêche ou rend ces mouvements difficiles — corsets, ceinture, mouvements désordonnés, excès de nourriture ou de boissons, ingestion démesurée de légumes et de fruits, etc., etc., — provoque des indigestions.

Pour ces mêmes motifs, si les organes qui avoisinent l'estomac dépassent habituellement ou temporairement leur volume normal, il y a là, encore une fois, cause de digestion difficile, se terminant en fin de compte en gastrite chronique d'abord, puis en viciation du sang.

6ᵉ *loi*. — Dans l'intestin duodénum, qui fait immédiatement suite à l'estomac, le bol alimentaire est spécialement soumis à l'action de la bile. Veillez donc à l'intégrité de cet organe ; veillez surtout à ce que le foie ne soit point empêché dans son action par un corset trop serré.

7ᵉ *loi*. — Qui se nourrit toujours de la même nourriture, abîme son estomac (scorbut, dyssenteries, dyspepsies, etc.).

8ᵉ *loi*. — Tous les organes du corps ont besoin en temps voulu de repos absolu. L'estomac réclame impérieusement l'obéissance à cette loi.

Manger souvent et peu, c'est absolument vouloir détruire son estomac.

La digestion stomacale exige de quatre à huit heures de travail suivant l'âge, l'énergie relative de l'estomac, et les besoins particuliers de l'organisme. Or, le temps de repos doit être égal au moins à celui du travail.

Règle générale : faire un seul repas copieux par jour ; un déjeuner peu solide, sur les dix heures ; du café au lait ou une boisson analogue le matin en se levant.

9e *loi.* — Après le repos absolu, vient le besoin de repos relatif. En conséquence, n'entreprenez aucun travail intellectuel ou autre après un repas copieux. Il *far niente* après le dîner est une excellente habitude. Un peu sommeiller sur le canapé, après dîner, favorise généralement la digestion.

10e *loi.* — Tous les organes se prêtent un mutuel appui. L'estomac est particulièrement sensible à ce tribut de respect réciproque. N'allez donc pas le remplir d'aliments lorsqu'un autre organe est en état de souffrance. Il se refuserait à accomplir sa tâche et en souffrirait.

11e *loi.* — Le malade qui mange en dépit de la répugnance de l'estomac, s'affaiblit et empêche le retour à la santé ; celui, au contraire, qui, dans ces cas, s'abstient de toute nourriture, fût-ce pendant des semaines entières, reste relativement fort. Ne forcez donc jamais le malade à manger contre sa volonté, dans le but de prévenir son affaiblissement.

12e *loi.* — Veillez à l'intégrité de la langue. Elle est indispensable : 1° afin que les aliments soient convenablement tournés et retournés dans la bouche ; 2° afin d'empêcher les interstices dentaires de se remplir de matières alimentaires où elles entrent en putréfaction ; 3° afin de s'assurer de la bonne qualité des aliments ; et 4° enfin de sécréter elle-même une salive de bonne qualité.

13e *loi.* — De même que de mauvaises digestions habituelles (gastrite chronique) occasionnent une viciation du sang, de même celle-ci détermine des digestions pénibles et finalement la gastrite chronique. Ici, comme en d'autres circonstances, ainsi que je l'ai déjà démontré, l'effet peut devenir cause.

En conséquence, la gastrite chronique, quelle qu'en soit la cause efficiente, résistera fréquemment au traitement local le mieux adapté à la nature du mal, si on néglige de prescrire conjointement le traitement dépuratif général.

14e *et dernière loi* — Veillez à la liberté du ventre. La constipation habituelle est l'une des causes déterminantes les plus efficaces de *gastrite chronique.* Les *hémorroïdes* la suivent ordinairement de près, et qui dit hémorroïdes dit *viciation du sang.*

Une observation en passant. La constipation, dans le principe, est

1*

ordinairement le résultat d'une digestion laborieuse. Plus tard, elle s'entretient par la paresse de l'intestin rectum, ce qui m'a fait dire que la constipation engendre la constipation. Les laxatifs et purgatifs ne sont que des palliatifs momentanés. Il faut ici le remède local d'abord — un clystère d'un quart de litre d'eau froide matin et soir, — puis le traitement dépuratif général.

C'est ici encore le cas d'appliquer l'adage suivant : l'habitude est une seconde nature. Ce qui signifie que pour vaincre une constipation habituelle, outre le traitement approprié sus-énoncé, le malade doit, une fois par jour au moins, à heure fixe, essayer, par des efforts ménagés et réitérés, de provoquer une selle.

B. Un air habituellement vicié a une influence nuisible sur l'économie peut-être à nulle autre pareille. Ce n'est pas seulement la viciation mais la décomposition du sang qui en provient à la longue. Quiconque a vu de près les fièvres paludéennes chez les individus qui vivent au bord des eaux stagnantes marécageuses ; ou quiconque fréquente les hôpitaux et y a vu ce qu'il advient des indigents qui croupissent en grand nombre dans des réduits où l'air ne se renouvelle que peu ou point, quiconque a vu cela, dis-je, sera suffisamment édifié sur la deuxième question..

C. Que la transpiration cutanée se supprime pour une cause ou une autre ; que la menstruation s'arrête, ou bien que la sécrétion de l'urine cesse ou diminue seulement, et voyez ce qu'il en adviendra aussitôt. Observez surtout les effets désastreux que produira, en ces cas, la viciation du sang, qui en sera la conséquence immédiate.

D. On me demandait un jour, à Milan, si l'*hygiène* était réellement aussi nécessaire à la santé que je le prétendais, attendu qu'en définitive, l'homme finit par s'habituer à tous les genres de vie.

Je me trouvais précisément au coin d'une place publique, avec mon honorable contradicteur, membre du Parlement italien.

— Voyez, lui dis-je, que de beaux hommes, que de belles emmes, nous passent ici sans cesse sous les yeux !

— C'est vrai, répondit-il, et j'en suis tout fier pour mon pays.

— Prenez maintenant l'heure sur votre montre, lui ripostai-je, et comptez ce que, dans une demi-heure, il passera devant vous de bossus, de boiteux, de borgnes, d'aveugles, de goîtreux, de hideux avortons et de difformités à soulever le cœur de dégoût et d'horreur ! Demandez-vous alors comment il se fait que d'aussi belles et plantueuses graines, comme celles que nous venons d'admirer, produisent d'aussi ignobles fruits ! Accompagnez-moi ensuite pour voir comment la plus grande partie de la population vit à Milan — et Milan est en fait de civilisation et de progrès moderne, la première ville d'Italie, — et vous verrez que le produit est beau en naissant, mais qu'une grande partie n'en peut manquer de devenir laide, en raison de son mode de vivre antihygiénique. Vous ne resterez pas cinq minutes dans la plupart

·des habitations, où de nombreuses familles sont entassées malpropres, manquant d'air et de lumière, sans en ressentir vous-même la funeste influence.

E. Le *tabac*, cet ennemi né du genre humain, mérite une mention toute spéciale. On peut le ranger, sans hésitation, parmi les causes de· destruction à côté du cbolera, ou de la peste, et encore ! Ces deux fléaux n'apparaissent que de temps à autre, de çà et de là, tandis que le tabac agit aujourd'hui partout et toujours.

Quelle est d'abord la première condition de conservation de la santé ?

Depuis que le monde est monde, il a toujours été dit et écrit : Un air pur et frais est la principale mesure conservatrice de la santé ; hors de là point de salut.

Voici une autre question non moins importante : Quelle est la base d'une bonne digestion ? C'est le mélange des aliments avec une salive de bonne qualité ?

Or, que se passe-t-il chez le *fumeur* sous ce double point de vue ?

Il convertit sa poitrine en une espèce de foyer de machine à vapeur à haute pression, et il mêle à sa salive le plus venimeux de tous les sucs.

Appuyons ces deux faits de quelques chiffres édifiants.

En 1830, la Belgique naquit à la liberté ; elle commença ce qu'elle appelle aujourd'hui une ère de régénération.

Dans ma jeunesse, c'est-à-dire avant cette époque, le jeune homme n'obtenait de ses parents la permission de fumer la pipe — on connaissait fort peu le cigare alors, — que lorsqu'il avait atteint sa majorité, ou plutôt le jour où il tirait au sort.

La liberté est malheureusement sœur jumelle des abus. Parmi ceux-ci, le premier qui prit racine chez nous, fut l'abus de la pipe, et bientôt du cigare à tout âge. Tout le monde sait qu'aujourd'hui le fumeur ne respecte plus même le boudoir des dames !

Avant 1830, la Belgique ne possédait pas un seul dentiste. On ne connaissait, en fait de prothèse ou de chirurgie dentaire, que l'extraction d'une dent cariée. D'autres besoins ne se faisaient point sentir. Tout chirurgien avait, dans son arsenal, une clef de Garengeot, et je puis affirmer que la population ne s'en plaignait pas. J'ai moi-même gagné plus d'un petit écu à arracher des dents.

Ce fut vers 1836 que parut, en Belgique, un médecin qui s'occupa *exclusivement* de la *dentisterie*, élevée aujourd'hui à la dignité d'Art dentaire et de chirurgie dentaire. Ce praticien, qui acquit plus tard une brillante réputation, s'appelait Talma. De son vivant, il devint dentiste de S. M. Léopold 1er ; membre de l'Académie royale de Médecine, et chevalier de l'Ordre de Léopold et de celui de la Légion d'honneur. A feu *Talma* succéda mon gendre, M. *Delapierre*, dont j'ai eu, dans un autre ouvrage, l'occasion de parler de la façon la plus favorable, et qui, en raison de son habileté extraordinaire et de ses connaissances spéciales

vient d'être appelé à l'honorable poste de chirurgien-dentiste des hôpitaux de Bruxelles.

Or, M. Delapierre, assisté de sa femme, ma fille, également diplomée
en qualité de chirurgien-dentiste, a un cabinet qui ne se désemplit
jamais, outre qu'il a des ateliers où de nombreux mécaniciens tra-
vaillent jour et nuit, autant que dans l'une des sections de Seraing ou
du Creusot.

Toutefois, M. Delapierre et sa femme sont bien loin de suffire aux
besoins sans cesse renaissants de la population de Bruxelles. Les den-
tistes diplomés et non diplomés s'y comptent par douzaines. Puis, il
n'est plus un village, si modeste qu'il soit, qui n'ait aujourd'hui la
faveur de posséder un habile praticien de ce genre.

Quant à Paris, c'est bien mieux encore : on y compte à peu près un
dentiste par maison !

Et tout cela, parce que le *tabac* est l'ennemi par excellence des
dents !

On m'objectera peut-être que s'il est de çà ou de là quelques brebis
égarées, assez oublieuses de leur dignité pour se livrer voluptueusement
aux âcres émanations des panatellas et des londrez, elles sont bien loin
de faire nombre parmi le beau sexe. Celui-ci, cependant, ne fait pas la
partie la moins importante de la clientèle d'un dentiste !

Cela est vrai. Mais la femme n'est-elle pas obligée, aujourd'hui, de
vivre dans une atmosphère toute imprégnée de tabac ? où échappe-t-
elle encore aux émanations de ce poison ? Outre que leurs vêtements
suent le tabac, que de maris qui se livrent, même dans le lit conjugal,
aux douceurs *enivrantes* de la nicotine !

Vu la délicatesse plus grande de sa constitution, la femme ne donne-
t-elle pas plus facilement prise aux émanations malfaisantes qui vicient
le sang ? Et puis, chaque fille d'Eve n'a-t-elle pas un fils d'Adam pour
père ? Et, si ce dernier a le sang vicié, *nicotinisé*, quel est donc le sort
réservé à sa progéniture, mâle ou femelle ?

J'ai souligné plus haut et à dessein, le mot *enivrantes*, parce que,
outre ses désastreux effets sur les organes de la respiration, de la
mastication et de l'insalivation, le tabac est l'un des poisons narco-
tiques le plus violent que nous connaissions, ayant par-dessus tout
le triste privilége de produire une folie spéciale, en général, et un épuisement nerveux, en particulier.

Voici une statistique, dont je garantis l'authenticité, sans toutefois
pouvoir me rappeler en quel journal de Paris je l'ai lue. En 1832, le
fisc faisait *six millions* de francs de bénéfice, par an, sur le tabac. En
1865, la régie encaissait deux cent cinquante millions de francs ! Peu
après 1830, on comptait, dans les hospices de France, quelques centaines d'aliénés par suite d'abus du tabac ; en 1865, leur nombre dé-
passait *six mille !*

Voici, d'après un savant auteur anglais, les ravages que produit le tabac chez l'homme (*Médical Times* de Londres). Je partage en tout sa manière de voir :

« *a.* — La viciation du sang : il devient plus liquide, ses globules rouges s'altèrent ;

« *b.* — Nausées, vomissements, dyspepsies, etc. ;

« *c.* — Faiblesse et irrégularité des mouvements du cœur ;

« *d.* — Dilatation de la pupille, mouches volantes, troubles de la vue et de l'ouie ;

« *e.* — Désordres cérébraux ;

« *f.* — Épuisement nerveux, sécrétions démesurées de certaines glandes ;

« *g.* — Désorganisation de la muqueuse buccale, inflammation des gencives, des amygdales, du pharynx et du larynx ;

« *h.* — Irritation permanente des bronches ;

« *i.* — Arrêt de développement organique de la jeunesse. »

Pour mettre un terme à ce que j'ai à dire sur le tabac, je dois deux mots sur l'emploi du tabac à priser.

Le tabac à priser est la source de gastrites chroniques ultrà rebelles. Pourquoi ? Regardez au fond de la gorge d'un priseur, vous verrez l'arrière-bouche marbrée de molécules de tabac. Où vont-elles ? N'est-ce pas dans l'estomac ? Concluez, lecteurs.

Mais l'habitude, dit-on ! Oui, l'habitude, parlons-en, mais la statistique des hôpitaux et les états civils en main. Ces derniers, afin de constater la diminution croissante de la longévité !

F. — L'existence d'un grand foyer purulent. C'est peut-être l'une des preuves les plus décisives de la viciation du sang. Il n'est pas un chirurgien qui ne tremble devant cette redoutable complication, car les plaies les plus vastes ne sont absolument dangereuses que par l'absorption du pus et son infiltration dans le sang.

Ce mode de viciation du sang prend parfois un caractère extrêmement tranché.

Une femme reçoit un léger coup sur le sein, le hasard veut que ce soit une femme à sang plus ou moins vicié : la glande s'engorge ; l'engorgement résiste à tous les résolutifs imaginables ; il prend même tout particulièrement des proportions effrayantes lorsqu'on a recours à des frictions d'onguent mercuriel, comme on le fait très-souvent.

Bientôt le chirurgien le qualifie *squirrhe.*

Pour peu qu'on attende alors d'en faire l'ablation, il *s'ulcère.*

Dès ce moment, la viciation du sang fait de rapides progrès. Le terrible mot de *cancer* se prononce. La vie de la malade menace bientôt de s'éteindre au milieu des plus atroces souffrances. On se résout enfin à l'opération, mais trop tard ! Le mal repullule, et le médecin dit : Ce n'est pas étonnant, il y avait *diathèse* (prédisposition générale).

Quel malheur qu'il ne se soit pas aperçu, dès l'origine du mal, qu'il y avait viciation du sang !

C'est l'histoire de tous les cancéreux !

J'en ai sauvé cependant un très-grand nombre, chez lesquels les chirurgiens, en raison de la diathèse *convenue*, se refusèrent à faire l'opération. La cause de mes succès fut très-simple : avant ou immédiatement après l'opération, je soumettais le malade à un traitement *dépuratif* des plus énergiques, en d'autres mots, je combattais la diathèse.

Voici un aphorisme à moi ; j'engage beaucoup le lecteur à en tenir bonne note :

Toutes les fois qu'une affection, ayant toutes les apparences d'être un mal local, résiste aux traitements locaux les mieux appropriés, qu'on se tienne pour dit que le mal local est entretenu par la *viciation du sang*.

Que de guérisons de maladies contagieuses chroniques, de catarrhes invétérés de la vessie, etc., etc., réputés incurables, n'ai-je pas obtenues, en adjoignant aux remèdes locaux le traitement dépuratif général !

G. *et* H. — Toute argumentation est inutile ici, tellement cela coule de source.

§ 4.

Le *traitement* des affections gastro-intestinales consiste purement et simplement dans l'application rigoureuse des lois sus-énoncées, en se rendant bien compte, avant toute chose, de celles auxquelles on fait plus ou moins habituellement infraction.

Voici d'abord une observation très-importante. Rendez-vous bien compte de votre régime habituel (mode d'alimentation) et modifiez-le ; mieux encore : *changez-le provisoirement du tout au tout*. La raison en est simple : il vous a conduit à un état de souffrances ; il faut le répudier, momentanément du moins.

Pour peu que le mal soit chronique, soyez sûr qu'il aura vicié le sang. En conséquence, tout traitement doit se l'adjoindre ou se compléter par le *traitement dépuratif*. Hors de là, point de salut. Il sera même très-souvent le seul auquel il faille avoir recours.

Mais voici ce qui rendra facile l'obligation de s'y soumettre :

1º Il est exclusivement *végétal*. L'exécution en est aussi facile qu'agréable. Il consiste tout simplement en *Essence de salsepareille*, en *pilules purgatives* ou en *pastilles diurétiques*, suivant le cas, et en *ablutions-frictions générales* à l'eau froide ou bien en *bains de vapeur*.

Je ferai seulement observer que je tiens essentiellement à un mode particulier de préparation, et que j'indique dans l'ouvrage auquel j'ai déjà renvoyé le lecteur. Tout pharmacien qui le veut bien, est essentiellement très-capable de préparer ces médicaments d'après mes formules. Il n'est pas même un seul malade qui, mon livre à la main, ne puisse les préparer lui-même. Mais quiconque veut se les procurer d'emblée, n'a qu'à s'adresser à l'un des pharmaciens dont j'ai consigné le nom et l'adresse sur la couverture de cette Notice.

Les *ablutions-frictions générales* à l'eau froide peuvent s'exécuter aussi facilement avec les mêmes moyens que ceux dont on se sert le matin pour sa toilette. (*Voir l'ouvrage précité.*)

Les *bains de vapeur* n'exigent guère plus d'embarras, grâce à un *appareil portatif* de mon invention. (*Voir l'ouvrage précité.*)

2° Prenons la première personne venue se croyant et se disant parfaitement saine, n'ayant jamais été malade, et par conséquent n'ayant amais subi aucune cure. Si elle exécute le *traitement dépuratif*, je pose en fait qu'elle sera bientôt forcée d'avouer qu'elle ne s'est jamais sentie si allègre, si disposée, si bien portante ; elle se croira rajeunie de dix ans.

Il ne faut que trois mois de ce traitement pour obtenir cet heureux résultat. Aussi ai-je toujours dit : le *traitement dépuratif n'opère pas des guérisons*, mais bel et bien des *miracles !* Il est d'ailleurs tellement inoffensif, *lorsqu'il est bien exécuté*, qu'on peut y soumettre même les enfants en bas âge.

LE
VRAI TRÉSOR DE LA SANTÉ

ou

DOCTRINE NOUVELLE

sur l'origine, la préservation et le traitement.

DES MALADIES CONTAGIEUSES

DE LA VICIATION DU SANG

DES AFFECTIONS CUTANÉES, &., &.

PAR

Le Docteur CROMMELINCK

ONZIÈME ÉDITION

Grand volume in-8° avec 162 figures intercalées dans le texte.

PRIX : 10 FRANCS.

Voici l'épigraphe de cet ouvrage ; elle en dira plus que bien des pages (1).

Si cette DOCTRINE *est la* VÉRITÉ, *elle marquera une ère nouvelle et durable dans l'Art de guérir ; si, au contraire, elle est un* MENSONGE *ou une* ERREUR, *elle ira, comme toutes ses devancières, s'engloutir dans le néant.*

L'auteur ne cherchera point à faire ressortir lui-même le mérite de son livre. Quiconque le lira, le jugera selon sa

---

(1) La *Notice* sur le *Gastricisme* est littéra'ement extraite de cet ouvrage.

propre conscience. L'auteur ne sollicite aucune indulgence, car il s'agit du bien le plus précieux de l'homme — la *santé* d'abord, la *vie* ensuite. — Nul n'a le droit, par conséquent, de vouloir s'imposer au public, et personne ne doit se soucier d'aucun autre intérêt, dans l'espèce, que du sien propre. Au théâtre, on applaudit si l'on s'amuse, et on siffle si la pièce déplaît. On doit en faire autant d'un livre quelconque : s'il est bon, on applaudit l'auteur ; s'il est mauvais, on le blâme sans merci ni pitié.

Il ne faut pas même que le public perde son temps à lire un livre qui serait foncièrement mauvais. A la seule fin de faire savoir d'avance que son livre n'est pas dénué de tout intérêt, l'Auteur se croit obligé de donner ici les extraits de quelques appréciations qui en ont été faites de çà et de là. Passera outre celui qui n'en veut point connaître.

« Monsieur le docteur Crommelinck,

« De pareils travaux consacrés aux progrès de la science et de l'hu-
« manité ne pouvaient manquer de fixer l'attention de *Son Altesse*
« *Impériale*. Elle a lu avec un grand intérêt ce livre que le nom de son
« auteur recommandait à ses sympathies, et Elle me charge de vous
« en assurer. Je suis d'autant plus heureux d'obéir à cet ordre, qu'il
« me met à même d'applaudir, au nom de *Son Altesse Impériale*, à
« une œuvre qui doit vous accréditer auprès des gens qui se portent
« bien comme auprès des malades.

« Agréez, etc.

Le Secrétaire du Prince LOUIS-NAPOLÉON,
Président de la République.

Signé : *Le Fèvre Daumas.* »

« Monsieur le docteur *Crommelinck* (1),

« J'ai l'honneur d'être chargé par ces Messieurs de vous exprimer

----

(1) Discours prononcé, au nom des auditeurs, à l'issue de la dernière conférence d'un Cours public et gratuit d'anthropologie à Bruxelles (1855).

« qu'ils croiraient manquer à leurs sentiments, s'ils se séparaient de
« vous sans vous témoigner leur reconnaissance pour les lumières que
« vous avez bien voulu leur communiquer. Sans me faire l'écho d'aucune
« opinion amie ou ennemie, je me plais à reconnaître qu'en augmentant
« notre savoir, vous nous avez rendu service, et que par cela vous
« vous êtes rapproché d'un pas de plus de cette belle définition d'un
« philosophe, qui dit : la plus grande perfection que l'homme puisse
« atteindre, c'est d'être utile à ses semblables le plus possible. En nous
« instruisant, vous nous avez été utile, Monsieur le docteur. C'est à ce
« titre que je vous rends un hommage public ; c'est à ce titre encore que
« j'ai l'honneur de vous offrir un faible souvenir de leur gratitude.

« Je vous prie de bien vouloir le recevoir avec une bienveillance égale
« au plaisir que nous avons de vous l'offrir. » *Edouard*.

On remit, *à cette occasion*, au docteur deux superbes vases en marbre
et une magnifique pendule en bronze représentant Esculape, dieu de la
Médecine, élevé sur un piédestal en marbre et portant cette inscription :

SOUVENIR DE RECONNAISSANCE

OFFERT

A M. LE DOCTEUR CROMMELINCK,

Par les auditeurs de son cours gratuit d'anthropologie.

Bruxelles, 1855.

M. Xavier Debouge, l'un des auditeurs, lut les vers suivants

« Par quel art, Crommelinck, sais-tu dans tes discours
« Instruire le public et lui plaire toujours ?
« Comment peux-tu charmer l'esprit le plus lucide
« Et lui rendre facile une science aride ?
« Par quel prestige enfin tes nombreux auditeurs
« Sont-ils de ta doctrine autant d'admirateurs ?
« C'est que ta bonne foi, confondant l'imposture,
« Soumet l'art médical aux lois de la nature,
« Et que la vérité, partout brillant aux yeux,
« Ne nous étale point ces noms fastidieux,
« Ni ce vain appareil d'un langage bizarre
« Qu'Esculape lui-même eût traité de barbare.
« Chez toi, l'Art, dépouillé de ses déguisements.
« Tient de la vérité ses plus beaux ornements.
« L'homme sait en trois mois, écoutant ta parole,
« Ce qu'enseigne en trois ans le jargon de l'École.
« Soit que plein d'éloquence et le scalpel en main,
« Tu nous montres le jeu du mécanisme humain,
« Et que, nous découvrant cette frêle machine,
« Dont un vain souffle, un rien, peut causer la ruine,
« Tu mettes sous nos yeux ses muscles, ses canaux,
« Ses veines, ses tendons, ses nerfs et ses vaisseaux ;

« Soit qu'enfin de tel mal recherchant l'origine,
« Tu l'ailles attaquer jusque dans la racine ;
« Ou que, nous signalant ses ravages secrets,
« Nous suivions avec toi sa marche et ses progrès ;
« Tes principes toujours puisés dans la nature
« Ont encor pour appui la raison la plus pure.
« Jamais on ne te voit, en dépit du bon sens,
« Prôner la panacée en termes séduisants.
« Non, tu n'imites point cet avide empirique,
« Qui toujours nous vantant son rare spécifique,
« Vient citer à l'appui des succès prétendus,
« Et des milliers de cas que personne n'a vus !
« Grâce aux soins apportés dans ton nouveau système,
« Chaque homme, de ton Art, devient juge lui-même ;
« Il peut se conformer à tes instructions,
« Guérir sans ton secours maintes affections,
« Et, fort ainsi des fruits de ton expérience,
« S'affranchir du tribut qu'il paie à la science !
« Chez toi n'agissant point par un calcul secret,
« La sainte humanité domine l'intérêt.
« L'amour du bien public est l'unique mobile
« Qui t'engage à répandre une science utile :
« Aussi tes auditeurs, éclairés et choisis,
« Sont-ils de ce vrai zèle étonnés et ravis.
« Tu les as vus, en foule assiégeant cette chaire,
« Suivre avec intérêt ta méthode si claire.
« Tes discours instructifs, reproduits en tous lieux,
« Amenaient chaque jour des flots de curieux,
« Qui, dans la salle entrant, incrédules peut-être,
« En sortaient pour louer le système et le maître.
« Docteur, laisse à loisir gronder les envieux :
« C'est le mérite seul qui leur blesse les yeux.
« Pour nous, émerveillés de ta vaste science,
« Nous saurons te venger par la reconnaissance.
« Sans suspendre, docteur, tes utiles travaux,
« Continue à courir à des succès nouveaux,
« Qu'un jour l'étranger dise en voyant ton génie :
« Le seul nom d'un tel homme honore sa patrie. »

(Extrait du procès-verbal de cette séance solennelle.)

« Votre livre, monsieur le docteur, est d'une grande moralité. »

Signé : Chanoine MAES.

Bruges, 1852.

« Votre livre, monsieur le docteur, est un très-beau travail, d'une
« utilité incontestable. »

Signé : DEWANDRE,
Conseiller à la Cour de cassation.

Bruxelles, 1862.

« Pour le seul chapitre de votre livre où vous traitez de l'éducation de
« la jeunesse, vous avez, monsieur le docteur, mérité de la patrie. »

Signé : HERRY DE COCQUEAU,
*Membre de la Députation permanente
du Conseil provincial.*

Bruxelles, 1853.

« En raison du chapitre relatif aux *maladies des voies urinaires*, vous
« avez, monsieur le docteur, rendu un immense service à l'humanité
« souffrante. »

DE COCK,
Chevalier de l'ordre de Léopold,
et directeur de l'établissement hydrosudopathique
à Grammont.

Grammont, 1854.

Florence, 15 mars 1866.

« Les sages observations que j'ai lues dans votre ouvrage sur les
« principaux défauts des méthodes d'enseignement, témoignent de l'éten-
« due de vos connaissances spéciales sur la matière, autant que de
« votre amour pour le bien public, auquel votre œuvre ne manquera pas
« de contribuer grandement. »

Signé : BERTI,
Ministre de l'instruction publique.

A M. le docteur *Crommelinck*, à Milan.

Turin, 11 juillet 1864.

« Cher frère,

« Je m'honore aujourd'hui de l'amitié de M. le docteur *Crommelinck*.
« Il se rend à *Bologne*; je te prie de le recommander chaudement à
« tous tes amis et connaissances.
« Tu as été fréquemment témoin des horribles souffrances que m'oc-
« casionnait une cruelle infirmité, et dont aucun de nos premiers
« médecins ne put me guérir.
« Je lus l'ouvrage du docteur *Crommelinck*, et je l'eus à peine lu, que
« je courus me remettre en ses mains. En peu de semaines, il me gué-
« rit de ma *prétendue* affection de la moelle épinière, et aujourd'hui je
« suis aussi bien portant et aussi vigoureux que personne. »

Signé : Prince JABLONOWSKY,
Gouverneur du palais de S. M. le Roi d'Italie.

Turin, 11 avril 1866.

« J'ai lu votre ouvrage avec d'autant plus de plaisir, monsieur le
« docteur, que j'ai pu m'apercevoir qu'à l'amour de la science, vous
« joignez constamment celui bien plus noble des principes d'humanité
« et de morale. Si tous les auteurs comprenaient comme vous la
« sainteté de leur mission, ainsi que la grande responsabilité qu'ils
« assument devant le public, nous ne serions pas, et nous tout particu-
« lièrement, témoins chaque jour de la marche envahissante de prin-
« cipes immoraux, malgré l'accroissement incessant du patrimoine de
« la science. Combien seront coupables désormais les parents et les
« instituteurs, ainsi que les jeunes gens eux-mêmes, qui ne liront pas
« votre précieux ouvrage, et ceux-là surtout qui ne se conformeront pas
« aux principes que vous y exposez d'une façon si claire, si nette et si
« précise !

« Agréez, etc. »

Signé : SCARRAFIOCCO,
Substitut du procureur du Roi à Turin.

Milan, 23 septembre 1864.

« Monsieur le directeur de la Gazette de Turin.

« Si l'homme doit prononcer une parole, s'il doit sentir une éternelle
« reconnaissance en faveur d'autrui, ce doit être pour ceux qui se
« consacrent au bien-être de l'humanité souffrante. Tel est le doc-
« teur Crommelinck. Après la lecture de son inestimable livre, j'ai pu
« me guérir d'un catarrhe vésical qui depuis plus de dix ans faisait le
« désespoir de ma vie. En publiant ces lignes dans votre estimable
« journal et en leur recommandant ce livre (Il Vero Tesoro della Sa-
« lute), vous rendrez un grand service à vos nombreux lecteurs. »

« Votre très-dévoué serviteur. »

Signé : LUIGI GIGOLA, prêtre.

Milan, 23 octobre 1864.

« Monsieur le directeur de la Gazette de Milan.

« Par pur hommage à la vérité et dans l'intérêt de l'humanité souf-
« frante, je crois de mon devoir de faire connaître à mes concitoyens
« qu'en suite de la lecture de son ouvrage (Il Vero Tesoro della Salute),
« je me suis remis entre les mains de M. le chevalier docteur Crom-
« melinck, et en peu de temps j'ai eu le bonheur de guérir d'une cruelle
affection de la vessie qu'on avait jugée incurable. »

Signé : GIUSEPPE CALASTRO,
juge au tribunal de 1re instance.

Arona (*Lac Majeur*), 24 octobre 1864.

« Monsieur le directeur de la *Perseveranza* de Milan.

« Le soussigné estime accomplir un devoir sacré de reconnaissance
« en vous priant de publier qu'ayant lu *Il Vero Tesoro della Salute* par
« M. le docteur *Crommelinck*, il s'est remis en ses mains et a eu le bon-
« heur de guérir en peu de temps, sans souffrance ni cessation de ses
« nombreuses occupations, d'une fistule urinaire à laquelle les traite-
« ments institués jusqu'ici, loin d'apporter le moindre soulagement,
« ne faisaient qu'ajouter des maux nouveaux. »

Signé : Bernardini Bertarelli,
Conseiller municipal.

Candelo, prov. di Biella, 1er novembre 1864.

« Cher confrère Crommelinck,

« Il m'est excessivement agréable de pouvoir vous témoigner, au nom
« de mon beau-père, les vifs sentiments de reconnaissance qu'il éprouve
« pour vous à la suite de la guérison de la cruelle maladie de la vessie
« dont il souffrait depuis nombre d'années. Quelle heureuse inspiration
« il a eue de lire votre livre : *Il Vero Tesoro della Salute*, et avec quel
« plaisir et non moins de fruit je l'ai lu moi-même !

« Non-seulement mon beau-père est parfaitement guéri, mais toute
« sa bonne humeur d'autrefois lui est revenue.

« Agréez, etc.

Pozzo,
« *Docteur en médecine et en chirurgie.* »

P. S. Vous me ferez grand plaisir de me permettre de publier cette lettre dans
tous nos journaux.

Milan, 28 octobre 1864.

« Cher confrère Crommelinck.

« Pendant vingt ans j'ai couru de Paris à Vienne, d'une célébrité mé-
« dicale à une autre, sans qu'aucune ait jamais pu apporter le moindre
« soulagement à ma maladie de vessie. J'étais désespéré et avais re-
« noncé à toute nouvelle tentative, lorsque l'un de mes clients, M. le
« banquier *Petrarchi*, que vous avez guéri de la même affection, me
« recommanda la lecture de votre *Vero Tesoro della Salute*. J'eus le bon
« esprit de suivre son conseil, et bien m'en prit, car j'y ai puisé une
« instruction qui m'a mis à même de mettre promptement fin à mes
« cruelles souffrances. Veuillez accepter comme gage de mon éternelle
« reconnaissance le bijou ci-joint. »

« Agréez, etc. »   *Signé* : Dr. Bozzi.

On lit dans le journal l'*Italie* de Florence :

» Répondant à l'invitation du docteur *Crommelinck* de donner une
« conférence sur sa *Nouvelle Doctrine d'Urologie*, je fus lui rendre vi-
« site. J'en reçus l'accueil le plus flatteur et le plus empressé. Il m'a
« longuement exposé ses préceptes tout nouveaux de thérapeutique
« tant générale que spéciale des *maladies contagieuses*, et je confesse
« volontiers que j'ai rarement rencontré autant de clarté dans les
« idées et de vérité dans l'exhibition *pratique* qu'il m'en a faite. Je
« n'ai eu rien de plus pressé, après cela, que d'acquérir son livre : *Il*
« *Vero Tesoro della Salute*, et d'en faire mon *vade mecum*.
. « Agréez, etc. »

Signé : Dottor N. Spintz.

IL VERO TESORO DELLA SALUTE

del cavaliere Dr CROMMELINCK.

« C'est un beau volume grand in-8° avec 162 figures intercalées dans
« le texte. Comme l'indique son titre, ce livre traite des divers moyens
« de conserver et de réacquérir la santé si elle a été perdue, sans
« être chaque fois obligé de recourir à son médecin.

« Ce n'est pas un traité complet de médecine, mais il en embrasse la
« partie la plus essentielle, celle à laquelle nous devons les trois quarts
« de nos maux : tant il est vrai de dire, suivant l'ancien adage, que
« chacun a en soi le bien et le mal qu'il mérite.

« L'ouvrage du docteur *Crommelinck* a beaucoup de points de res-
« semblance avec celui de la *Médecine des passions*, par Descuret. Il se
« divise en deux parties distinctes. Dans la première, l'auteur traite de
« l'influence que les conditions de naissance et d'éducation, les pré-
« jugés et l'ignorance, etc., etc., exercent sur l'economie de l'homme.
« Il y décrit les principaux phénomènes de la vie, et enseigne le moyen
« de conserver, sans se donner beaucoup de mal, ce précieux trésor
« qu'on appelle la santé, et de la ramener à son état normal si on a eu
« l'imprudence de l'en faire sortir.

« La seconde partie est entièrement consacrée à l'*urologie*. C'est un
« précieux Manuel qui devrait se trouver dans toutes les bibliothèques.
« Les personnes mariées y trouveraient un excellent conseiller et un
« ami sûr à consulter dans mainte circonstance difficile. Le célibataire
« y puiserait un enseignement qu'on ne donne malheureusement pas
« dans les écoles, et dont l'ignorance conduit bien des gens à une
« tombe prématurée.

« Nous ne nous permettrons pas de juger à fond la *Nouvelle Doctrine*
« de ce savant professeur, mais elle nous paraît fondée sur de bons et

« solides principes, et nous la recommanderions quand même, parce
« qu'elle est tout simplement l'expression du bon sens le plus vulgaire.

« Nous ne voulons point terminer cet article sans donner à nos lec-
« teurs un avant-goût de cet ouvrage, en en extrayant quelques lignes,
« à propos du *mariage*, par exemple.

« A propos du choix d'un époux ou d'une épouse au point de vue de
« leur progéniture, la Médecine a établi des lois qu'il est bon de ne
« pas méconnaître.

« Parlons d'abord du fatal privilége qu'ont les parents de transmettre
« à leurs enfants le germe des affections dont ils sont eux-mêmes af-
« fligés, et plus particulièrement de celles qui sont réputées incurables.
« C'est pourquoi il faut tenir grand compte de la constitution physique
« de deux *promessi sposi*. Ainsi rien n'est plus funeste que l'union de
« deux personnes lymphatiques, cachectiques, nerveuses, bilieuses, etc.
« Autant il en faut dire si l'un des deux époux a une infirmité physique
« qui répugne à l'œil.

« Une grande différence d'âge devrait empêcher le mariage d'une
« manière absolue. Il est bon cependant que le mari ait quelque dix
« ans de plus que la femme.

« Sous le rapport intellectuel et moral, le choix est encore bien autre-
« ment important.

« Je ne veux pas entrer ici, dit l'auteur, en de longues considérations
« philosophiques, mais je dirai, en principe, que l'union de deux époux
« est d'autant mieux assortie que le contraste entre leurs tempéraments
« et leurs caractères est plus grand. A première vue, cela paraît un pa-
« radoxe ; mais pour peu qu'on réfléchisse aux conséquences, par
« exemple, du contact continuel de deux caractères également vifs,
« passionnés, colériques, sévères, opiniâtres, enthousiastes, froids, etc.,
« on ne tardera pas à partager ma manière de voir. Quel heureux cou-
« ple ! s'écrie-t-on à la sortie de deux époux du sanctuaire de l'église ;
« on dirait que Dieu les a faits l'un pour l'autre, tant leurs caractères se
« ressemblent ; et deux ans après, l'heureux couple plaide en séparation
« de corps et de biens pour *incompatibilité d'humeur !* »

« Puisse ce livre, qui en est à sa 10e édition, avoir promptement,
« dans l'intérêt de l'Italie, plusieurs éditions successives ! »

Florence, 8 mars 1867.

____

P. S. L'auteur possède des centaines de lettres de ce genre.

____